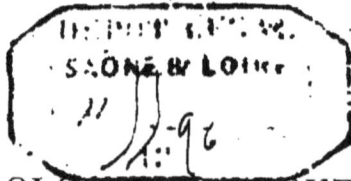

ESQUISSES D'HYDROLOGIE CLINIQUE

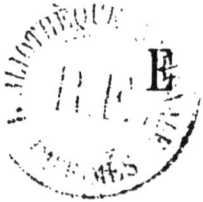

EAUX THERMO-MINÉRALES

DE

SAINT-NECTAIRE

INDICATIONS ET CONTRE-INDICATIONS

PAR

Le Docteur J. GENEIX

Ancien médecin des Bureaux de bienfaisance de la Ville de Paris
et du service des épidémies (médaille d'argent 1884)
Ancien membre de la Société médicale du XVIIe arrondissement
et de la Société médico-chirurgicale,
Médecin consultant à Saint-Nectaire-le-Bas.

MACON

PROTAT FRÈRES, IMPRIMEURS

—

1896

ESQUISSES D'HYDROLOGIE CLINIQUE

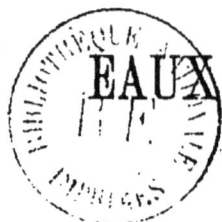

EAUX THERMO-MINÉRALES

DE

SAINT-NECTAIRE

INDICATIONS ET CONTRE-INDICATIONS

PAR

Le Docteur J. GENEIX

Ancien médecin des Bureaux de bienfaisance de la Ville de Paris
et du service des épidémies (médaille d'argent 1884)
Ancien membre de la Société médicale du XVIIe arrondissement
et de la Société médico-chirurgicale,
Médecin consultant à Saint-Nectaire-le-Bas.

MACON

PROTAT FRÈRES, IMPRIMEURS

1896

AVANT-PROPOS

Lorsque, renonçant à ma clientèle de Paris, j'annonçais, il y a trois ans, à quelques-uns de mes maîtres et à mes anciens collègues, mon projet d'installation à Saint-Nectaire comme médecin consultant, je reçus d'un certain nombre d'entre eux une réponse à peu près identique et que je puis résumer ainsi : « Cette station n'est pas assez con- « nue du public, les indications thérapeutiques « n'en sont pas nettement précisées; de là une « double difficulté à vous y adresser des malades. »

J'étais néanmoins attiré vers Saint-Nectaire comme par l'attrait d'une chose nouvelle, ou à peine entrevue, d'un sentier non frayé, et sur- tout par cette particularité que ces eaux, dont la renommée n'a pas encore forcé les portes du grand public mondain ou cosmopolite, jouissent dans la région d'une réputation aussi solidement établie que celle du Mont-Dore ou de la Bourboule, avec une clientèle locale tout aussi importante. C'était là, pour moi, un critérium de leur haute valeur, thérapeutique, mais l'objection avait sa raison d'être, et c'est pour en diminuer l'importance que j'ai esquissé, dans quelques pages, la clinique thermale de Saint-Nectaire.

Ce n'est pas que les auteurs aient manqué à cette intéressante station. Les travaux si consciencieux du docteur Nivet sur l'hydrologie de l'Auvergne, ceux des docteurs Basset, Vernière et Dumas, anciens médecins inspecteurs, la monographie du docteur Thibaud, semblaient avoir suffisamment assigné à Saint-Nectaire, la place importante que cette station doit occuper dans la thérapeutique hydrominérale. Mais, outre que ces ouvrages sont malheureusement très rares, ou épuisés, l'époque à laquelle ils ont paru remonte déjà à un certain nombre d'années, et dans cet intervalle de temps, les doctrines médicales ont évolué; la clinique thermale de Saint-Nectaire, sous l'impulsion des idées du professeur Gubler, s'est sensiblement modifiée ; certaines maladies de la nutrition, qui étaient autrefois à peu près inconnues dans cette station, y sont soignées aujourd'hui avec des résultats parfois inespérés, et peut-être même sont-elles destinées à occuper le premier rang, parmi les affections qui ressortissent à ce poste thermal. Ces considérations suffiront, j'espère, à excuser un travail qui n'a d'autre ambi-

tion que de mettre sous les yeux du public médical, et dans une sorte d'aide-mémoire, les principaux éléments de la clinique thermale actuelle de
Saint-Nectaire et ses indications thérapeutiques
les plus importantes.

Février 1896. Dr G.

LE VALLON DE SAINT-NECTAIRE

Le vallon thermal de Saint-Nectaire, situé au milieu des derniers contreforts orientaux du massif montdorien, est manifestement le résultat d'une des nombreuses convulsions qui, aux différentes époques géologiques, ont labouré le sol de cette partie montagneuse de l'Auvergne. Il se développe de l'ouest à l'est par une altitude moyenne de 700 mètres, entouré de hautes collines et sillonné par les méandres d'un petit ruisseau qu'on appelle le Courançon.

C'est dans le fond de cette vallée, par les fissures du granit que sourdent les eaux minérales. On peut les suivre, dans leur cours, aux dépôts ocreux qu'elles laissent sur leur passage, et où l'on trouve, avec de la silice et du fer, du carbonate de chaux sous toutes les formes. Quelques-uns de ces dépôts sont imprégnés d'une quantité assez considérable de matière confervoïde, d'un noir verdâtre, gluante et filandreuse, à laquelle on attribue, en dehors de propriétés thérapeutiques mal connues, l'onctuosité au toucher qui caractérise ces eaux minérales.

Classées par Rotureau dans le groupe des *polymétallites fortes, hyperthermales*, à côté de celles de Karlsbad, les eaux de Saint-Nectaire sont des *chlorurées sodiques, bicarbonatées mixtes*, gazeuses et d'une thermalité qui va de 13º à 50º centigrades. Ce sont les plus minéralisées de toutes les eaux thermales de l'Auvergne, certaines sources contenant plus de 7 grammes de résidu fixe par titre.

Bien qu'elles présentent des différences assez sensibles dans leur degré de minéralisation totale, et dans les divers éléments qui entrent dans leur composition, l'analyse ci-dessous de la source Saint-Césaire, qu'on peut considérer comme le type des sources chaudes de Saint-Nectaire-le-Bas, donnera une juste idée de leur formule chimique.

Analyse de la source Saint-Césaire par le laboratoire de l'École des Mines en 1877. — Nº 6949.

Température, 40º. — Résidu fixe par litre.. 6 026

Acide carbonique libre........:	0 3280
— — des bicarbonates......... ...	2 5762
— chlorhydrique...............	1 7399
— sulfurique.....................	0 0892
Silice..............................,	0 0235

Oxyde de fer...........................	0 0058
Chaux ....,...........	0 1230
Magnésie..............................	0 1318
Potasse...............................	0 1673
Soude......•...........................	2 8798
Matières organiques.....................	0 0090
Acide phosphorique.....................	traces
Acide arsénique........................	0 0008
Lithine	traces
Iode, traces très faibles.................	
Total......................	8 0743

Voici maintenant le groupement hypothétique, d'après une analyse faite en 1890 par M. Augé, chimiste de la Faculté de Montpellier :

	gr.
Acide carbonique libre...................	0 410
Bicarbonate de chaux....................	0 460
— de magnésie...................	0 200
— de soude.....................	3 005
— de potasse	0 305
— de lithine....................	0 012
— de fer.......................	0 010
— de manganèse.................	0 015
Chlorure de sodium.....................	2 670
Arséniate de soude	0 005
Silice.................................	0 050
Total......................	7 142

Parmi les sources froides, le groupe des sources Bauger est des plus intéressants, particulièrement avec la source Sainte-Marie, très gazeuse, facile à digérer, et dont la richesse en lithine lui crée une place à part dans le traitement de la goutte, du diabète et de la gravelle urique. Voici d'ailleurs la composition hypothétique de cette source, d'après l'analyse de M. Augé, de la même date que la précédente :

Source Sainte-Marie

Température, 13°. — Débit, 25.920 litres par 24 heures.

	gr.
Acide carbonique libre....................	1 005
Bicarbonate de chaux	0 655
— de magnésie.................	0 215
— de soude....................	2 005
— de potasse.................	0 280
— de lithine.................	0 095
— de fer....................	0 020
— de manganèse.........	traces
Matières organiques....................	traces
Silice	0 080
Chlorure de sodium....................	1 810
Arséniate de soude....................	0 002
Total....................	6 167

Quelques-unes de ces sources contiennent de la strontiane (0,007 millig. par litre d'après l'analyse de Jules Lefort). D'ailleurs la présence de dépôts d'*arragonite* avait fait prévoir l'existence de ce corps, avant que les analyses chimique et spectrale en vinssent confirmer l'existence.

Il n'en est pas de même de l'hydrogène sulfuré, qu'aucune analyse n'a signalé jusqu'ici, bien que l'odeur de ce gaz soit manifeste lorsqu'on pénètre dans la salle où jaillit la source du Gros-Bouillon. On peut encore plus nettement apprécier la présence de ce gaz dans l'atmosphère, en plaçant une pièce d'argent à quelques centimètres au-dessus de la surface de l'eau. Elle se couvre plus rapidement que dans l'eau d'une couche noire de sulfure.

Il est probable que cette petite quantité de H S, formée aux dépens des pyrites de l'écorce terrestre et dissoute dans les eaux souterraines, se trouve incessamment déplacée par le grand excès d'acide carbonique et entraînée au dehors par celui-ci.

Que ce soit en raison de cette particularité ou pour des causes actuellement ignorées, l'eau du Gros-Bouillon, dont l'analyse chimique ne diffère pas sensiblement de celle de Saint-Césaire, présente des effets physiologiques et thérapeutiques quelque peu différents. Elle est moins excitante, plus douce et plus facile à digérer, et a une action diurétique très marquée. S'il était utile de faire un rapprochement avec les sources de Karlsbad, il semble qu'on ne pourrait guère la comparer qu'à la Schlossbrünnen.

Toutes ces eaux forment, par la variété de leur température, une véritable gamme thermique, de manière à en permettre l'administration sous toutes les formes (boisson, bains, douches, etc.), sans qu'on ait à craindre, soit des déperditions de gaz par suite d'une élévation artificielle de température, soit des dépôts de substance minérale, conséquence du refroidissement. Le médecin a donc la faculté précieuse de prescrire des bains avec une eau minérale à température native, et dont le degré peut varier à volonté suivant l'établissement, ou suivant la proportion dans laquelle on mélange des eaux de températures différentes, et qui arrivent aux baignoires par des conduits distincts.

Saint-Nectaire possède trois établissements ouverts au public : le Grand Établissement et les Bains Romains, à Saint-Nectaire-le-Bas, et dans le village même, à 1.800 mètres plus loin, l'établissement du Mont-Cornadore.

L'abondance des sources qui alimentent ces établissements, et dont le débit atteindrait facilement un million de litres par jour avec des captages plus parfaits, permet néanmoins l'usage des bains à eau courante pendant la plus grande partie de la saison. Ce système, qui maintient le bain à une température constante, présente des avantages appréciables pour tout médecin exerçant dans une station thermale, pourvu toutefois qu'on n'ait pas à craindre, de la part du malade, une excitation trop facile, excitation qui ne ferait que s'accroître par ce mode particulier d'administrer les bains.

Le grand établissement de Saint-Nectaire-le-Bas, grâce aux améliorations considérables qu'on vient d'y apporter, offre toutes les ressources balnéothérapiques qu'on est en droit de demander à une station thermale. Les deux côtés affectés exclusivement l'un aux dames, l'autre aux hommes, ont la même distribution et renferment, avec les bains ordinaires, des cabinets dits de luxe, des piscines baignoires, une grande piscine, une salle d'hydrothérapie avec une pression pouvant atteindre deux atmosphères, des salles de pulvérisation et de douches locales, etc.

Dans un certain nombre de baignoires, en dehors des douches dites *tivoli*, des robinets spéciaux d'une eau minérale très riche en acide carbonique permettent de donner des irrigations vaginales pendant toute la durée du bain. L'eau qui s'échappe ainsi par les trous de l'olive est projetée dans tous les sens sous forme d'une mousse blanche, chaque goutte de liquide pouvant être comparée, comme le dit le Dr Vernière, à un vésicule élastique servant d'enveloppe au gaz acide carbonique.

Enfin, au 1er étage des Bains Romains, on a établi au-dessus de la source du Gros-Bouillon, très riche en acide carbonique, une sorte de cloche gazomètre destinée à recueillir ce gaz. De là, des tubes de caoutchouc le conduisent dans une cabine où il est utilisé dans certaines indications thérapeutiques bien étudiées, auprès de cette station, par le Dr Thibaut, ancien médecin consultant[1].

CLIMAT

La situation de Saint-Nectaire à l'extrémité orientale de la chaîne des Monts-Dore, au-dessus de la vaste plaine de Limagne, les contreforts qui l'abritent des vents froids du nord et des vents humides de l'ouest, son altitude moyenne de 700 mètres amènent des modifications météorologiques spéciales, qui enlèvent à son climat nombre d'inconvénients des climats de montagne. Son sol facilement perméable retient peu l'humidité et les eaux de pluie ; l'air y est calme, légèrement excitant ; les forêts de pin qui dominent les coteaux environnants et dont l'air est plus sec sont particulièrement favorables à une certaine catégorie de malades, par l'ozone et les vapeurs térébenthinées dont est chargée leur atmosphère. Les journées d'été y sont chaudes, et les matinées délicieuses, mais à partir du mois de septembre, qui est un des plus recherchés pour le séjour en Auvergne, matinées et soirées deviennent plus fraîches, et lors-

1. *Essai sur les propriétés thérapeutiques de l'acide carbonique*, par le Dr Thibaud. Baillière et fils, Paris, 1872.

qu'on suit un traitement balnéaire, il est bon de se munir de vêtements chauds pour parer à ces variations de température.

Il n'en est pas de même au mois de juin, où les journées sont plus longues, les écarts de température insignifiants, et où la cure peut se poursuivre dans les conditions les plus favorables. C'est un point sur lequel je voudrais attirer l'attention de quelques médecins, qui craignent d'envoyer à Saint-Nectaire leurs albuminuriques ou leurs rhumatisants, avant les premiers jours de juillet.

INDICATIONS GÉNÉRALES

Les actions thérapeutiques que l'on peut attendre des eaux minérales sont multiples, mais les plus considérables, celles qui caractérisent essentiellement la médication thermale, sont les suivantes :

1° Modifier les états constitutionnels ou diathésiques plus ou moins déterminés, *action altérante*;

2° Remonter l'ensemble de l'organisme généralement abaissé dans le cours des maladies chroniques, *action reconstituante*;

3° Résoudre les engorgements viscéraux ou ganglionnaires, *action résolutive*.

Or, ces actions qui sont le caractère dominant des *eaux sodiques*, peuvent tantôt s'isoler et caractériser un type d'eaux minérales, tantôt, comme à Saint-Nectaire, se combiner et fournir simultanément à des indications multiples par des actions distinctes et simultanées. Ici, d'ailleurs, les interprétations thérapeutiques qu'on était en droit de tirer de leur composition chimique, se sont trouvées d'accord avec les résultats cliniques et les faits observés pendant une longue suite d'années.

Par leurs chlorures et les principes arsenicaux et ferrugineux qu'elles renferment, elles sont reconstituantes comme les bains de mer, et au même titre que les autres stations chlorurées sodiques moyennes, Bourbonne, Bourbon-l'Archambault, la Bourboule, exerçant comme elles une action puissante sur le lymphatisme et la scrofule, tandis que, par leur bicarbonate de soude, elles sont douées des qualités dites *altérantes* des eaux alcalines franches, dont Vichy reste le type, et l'*arthritis* la spécialisation.

Leurs propriétés résolutives semblent résulter des modifications apportées par cette double action des chlorures et des alcalins sur la circulation et l'assimilation. On ne saurait mieux comparer l'action de ces eaux qu'à celle de certains médicaments qui arrivent à guérir les manifestations locales d'une diathèse, en agissant simplement sur la nutrition, et en la ramenant de son type vicié à son type physiologique. Ces actions sont parfois assez rapides et assez manifestes pour que le malade puisse lui-même s'en rendre compte, en constatant que son état général est meilleur, que l'appétit et les forces reviennent, que, pour le rhumatisant, la raideur ou le gonflement des articulations diminue ou disparaît. Mais le médecin a la faculté de les apprécier, de les mesurer pour ainsi dire, d'une façon plus rigoureuse, plus en rapport avec les méthodes scientifiques actuelles, en pratiquant au besoin l'examen histologique du sang et l'analyse des urines.

Nous verrons, au sujet des anémies et de la chlorose, comment ces actions intimes se jugent par des changements importants survenus dans la composition du liquide sanguin. Quant aux urines, par où se fait l'élimination des dissociations organiques, nos observations personnelles sont généralement conformes aux conclusions du Dr Cathelineau dans son rapport à l'Académie de médecine, sur les eaux minérales de Saint-Nectaire. Nous les reproduisons ici pour fixer, d'une façon plus précise, l'action physiologique des eaux :

1° Le bain d'eau de Saint-Nectaire augmente la sécrétion urinaire, le résidu fixe de l'urine, l'urée, l'acide urique, l'acide phosphorique, le coefficient d'oxydation azotée. Il diminue le rapport de l'acide phosphorique à l'azote.

2° L'eau en boisson augmente la quantité de l'urine, le résidu fixe, l'urée, l'acide urique, le coefficient d'oxydation azotée. Elle diminue l'acidité, l'acide phosphorique total.

Ces données s'appliquent, il est vrai, à l'homme sain dont les échanges sont normaux. Il n'en est pas toujours ainsi dans l'observation de la pratique thermale, et selon la période de la cure, le cas pathologique, l'association des traitements interne et externe, ou l'usage exclusif de l'un d'eux seulement, il n'est pas rare d'observer, ici une diminution, là une augmentation des acides urique et phosphorique et des matériaux azotés. Mais la loi générale qui se dégage même de ces faits en apparence contradictoires, c'est que, tout en accélérant les échanges nutritifs et en élevant le taux des oxydations, la cure de Saint-Nectaire agit surtout comme *un régulateur de la nutrition, et tend à ramener à la normale* les rapports des divers éléments qui entrent dans la constitution de l'urine.

On comprendra mieux maintenant comment la prédominance des vaisseaux blancs, la diathèse lymphatique ou veineuse, par le ralentissement qu'elles apportent aux fonctions de l'hématopoïèse et à la résolution des engorgements et inflammations chroniques, ont constitué depuis longtemps une des meilleures indications générales des eaux de Saint-Nectaire. Tous les médecins qui ont pratiqué à cette station émettent une opinion identique. « Elles conviennent, disait le professeur « Nivet, aux personnes dont la constitution est « molle, le tempérament lymphatique, l'estomac « peu irritable[1]. »

C'est dans des termes analogues que s'exprime le Dr Vernière : « Elles réussissent d'autant mieux

1. Nivet, |*Dictionnaire des Eaux minérales d'Auvergne.*

« que les sujets sont peu irritables, exempts de
« fièvre, qu'on observe des caractères d'atonie géné-
« rale ou locale plus prononcés, et si surtout ces
« maladies procèdent du principe rhumatismal,
« scrofuleux ou des gourmes [1]. »

On voit par ce qui précède que si le lymphatisme d'une part, et l'arthritisme de l'autre, doivent
réclamer des eaux thermales différentes, le mélange
de ces deux diathèses trouvera dans les eaux de
Saint-Nectaire une médication appropriée et des
plus efficaces, surtout lorsqu'on les appliquera à
cette catégorie d'individus dont le lymphatisme de
l'enfance s'est transformé plus tard en un arthritisme hybride, à physionomie un peu spéciale.

Toutes les fois donc qu'une maladie déterminée,
manifestation locale ou état généralisé, susceptible
d'être traitée à Saint-Nectaire, se trouvera greffée
sur une constitution ainsi caractérisée ; que l'affection en sera à ce moment précis qui rend opportune
l'administration des eaux, on aura les plus grandes
chances de succès, pourvu d'ailleurs que l'action de
l'eau soit dans un rapport exact avec l'impression-
nabilité du sujet et le degré de chronicité de la
maladie.

Mais si cette action excitante a sa raison d'être

1. Vernière, *Lettre sur les eaux minérales de Saint-Nectaire.*

et offre une utilité incontestable dans tous les cas où les échanges nutritifs sont ralentis, et les fonctions d'assimilation insuffisantes, ces mêmes propriétés deviennent inutiles et souvent nuisibles, rendant délicate l'application des eaux, ou même les contre-indiquant chez les arthritiques purs, sthéniques, les pléthoriques artériels, les herpétiques, et certains tempéraments nerveux, dont la faiblesse ou l'anémie loin de se manifester par un état de torpidité, traduit au contraire une irritabilité excessive et chez lesquels l'organisme, plus ou moins amaigri, semble incapable de résister à l'accroissement des combustions et des oxydations qui résultent généralement de l'emploi de ces eaux.

INDICATIONS PARTICULIÈRES

MALADIES DE L'ENFANCE. LYMPHATISME.

L'action profonde que les eaux de Saint-Nectaire exercent sur la diathèse lymphatique a, depuis longtemps, valu à cette station la clientèle d'un grand nombre d'enfants, empreints de cette constitution, et pour lesquels un traitement prophyllactique, avant même toute manifestation locale, devient, de la part du médecin, une mesure de sage prévoyance.

On peut donc regarder comme ressortissant à Saint-Nectaire :

1º Les enfants lymphatiques présentant le type classique si souvent décrit : visage bouffi et pâlot, langueur générale, fonctions digestives insuffisantes, nutrition et assimilation défectueuses, engorgements viscéraux ganglionnaires ou autres, plus ou moins prononcés.

2º Les enfants qui, avec quelques-uns des caractères ci-dessus, annoncent déjà une évolution ultérieure vers un arthritisme mitigé, par la pré-

sence de divers symptômes tels que : prédisposi-
tion aux coryzas, angines ou bronchites, sensibi-
lité au froid, sueurs faciles, crises diarrhéiques,
attaques de purpura, de rhumatisme articulaire ou
noueux, de chorée; circulation veineuse mauvaise,
tendance à l'obésité.

3° Un certain nombre de manifestations de la
strume, parmi lesquelles il faut placer en première
ligne les ophthalmies oculaires et palpébrales, le
catarrhe de l'oreille ou du nez, dont les contre-
indications à la cure marine et au séjour des plages
sont signalées par tous les auteurs. Ces états variés
ressortiront avec d'autant plus de titres à la cure
de Saint-Nectaire, qu'ils se présenteront avec une
certaine paresse ou même avec des troubles plus
marqués des voies digestives et des fonctions
hématopoiétiques, engorgement des glandes mésentériques, hypertrophie splénique et hépatique[1].

ANÉMIES

Bien que les eaux de Saint-Nectaire soient riches
en fer (la source Coquille en renfermant 0 gr. 0058
par litre), c'est moins sans doute par la quantité de

1. Jules Simon, *Conférences cliniques sur les maladies
des enfants*. Paris, Delahaye, 1888.

ce principe dont elles imprègnent l'organisme que par le relèvement des fonctions d'assimilation qu'elles sont indiquées dans les différentes anémies. Il est évident que selon les conditions pathogéniques qui ont présidé à leur évolution ou qui les entretiennent, les anémies peuvent être tributaires d'un grand nombre d'eaux thermales, et on sait que les *chlorurées sodiques*, même avec des traces de fer à peine appréciables, ont la propriété d'augmenter le nombre des globules rouges et leur richesse en hémoglobine [1].

On pourra donc diriger sur Saint-Nectaire, en raison de l'action eupeptique de ses eaux :

1° La plupart des anémies d'origine dyspeptique, qu'elles résultent d'un défaut d'élaboration ou d'assimilation des substances venues du dehors, soit qu'il s'y joigne une altération du sang par des produits de putréfaction d'origine gastro-intestinale.

2° Sont tributaires de Saint-Nectaire, mais d'une façon moins précise que celles de la classe précédente, les anémies dites de *spoliation*, suite de croissance, de maladie grave, fièvre typhoïde, diphtérie, scarlatine, rhumatisme articulaire aigu, etc.

---

1. LEJARS. *Communication au Congrès pour l'avancement des sciences*. Besançon, 1893.

3° Les anémies consécutives au séjour dans les pays chauds et aux affections paludéennes.

4° Certaines anémies professionnelles, et en particulier celles qui sont dues à l'absorption de l'oxyde de carbone (chauffeurs, cuisiniers, etc.).

5° Toutes les anémies, en général, qui résultent d'une altération fonctionnelle ou organique des appareils hématopoïétiques (foie, rate, organes lymphoïdes) sont susceptibles de s'améliorer rapidement à Saint-Nectaire.

C'est ce qui explique la réputation locale de ces eaux dans le traitement de cette singulière affection qu'on appelle la chlorose.

CHLOROSE

Les jeunes filles de la campagne forment le grand appoint de cette clientèle de chlorotiques, et il n'y a pas lieu d'en être surpris, si on veut bien se rappeler, d'une part, que le lymphatisme et le lympho-arthritisme sont les états diathésiques qui prédisposent le plus à la chlorose et que, d'autre part, le tempérament lymphatique se montre fréquemment à la campagne, moins peut-être comme une tare héréditaire que comme la conséquence d'une alimentation défectueuse et d'une hygiène déplorable de la première enfance.

Quant aux causes déterminantes, il faut noter le surmenage imposé par les travaux des champs à certaines époques de l'année, avec insuffisance de sommeil, et sans doute aussi certaines causes psychiques provoquant une fatigue nerveuse surajoutée à la fatigue physique, et des troubles variés sur lesquels nous aurons à revenir.

L'aspect clinique de ces malades offre généralement le type de la chlorose torpide, à forme dépressive plutôt qu'excitable, avec une apparence d'embonpoint caractérisant le tempérament lymphatique et l'insuffisance de la désassimilation (hyponutrition). Mais comme ces chlorotiques ne viennent aux eaux qu'à la dernière extrémité, on trouve chez elles la plupart des grands symptômes de la chlorose : teinte verdâtre qui, sous la pâleur des téguments, accompagne les altérations globulaires intenses, dyspnée, inaptitude à la marche, anorexie, perversion du goût, souffles vasculo-cardiaques, parfois des traces d'albumine ou d'indican dans les urines, menstruation douloureuse, irrégulière ou supprimée, etc...

Nous avons déjà dit comment les eaux de Saint-Nectaire sont aptes à modifier l'état constitutionnel et le terrain plus ou moins lymphatique sur lequel est greffée la chlorose. Elles apportent, en outre, par leurs propriétés toniques et excitantes un puissant coup de fouet aux fonctions de l'hématopoïèse, endormies et comme inhibées sous l'influence de causes qu'il est difficile de préciser, mais auxquelles ne sont pas étrangers certains troubles fonctionnels ou organiques de l'appareil utéro-ovarien.

Car enfin la théorie génitale de la chlorose n'a pas encore dit son dernier mot. Quand on étudie cette affection, on ne peut s'empêcher de noter qu'elle est une maladie spéciale à la femme, marchant parallèlement à l'instauration ou à la suppression des fonctions menstruelles (puberté, grossesse, ménopause); que ces fonctions sont presque toujours troublées chez les jeunes filles chlorotiques, et qu'enfin tout ce qui peut agir favorablement sur elles agit également bien sur la chlorose. C'est ce qui explique comment le mariage a été parfois conseillé et a pu donner des résultats par les modifications qu'il imprime aux fonctions génitales. Nous ne savons pas d'ailleurs si le *molimen* menstruel, avec sa mue épithéliale et son hémorrhagie n'exerce pas, comme le supposait Trousseau, une action dépurative, ou si l'ovaire, en dehors de l'ovulation, n'a pas un rôle analogue à celui d'autres glandes de l'économie. A cette époque de la puberté, où les échanges sont plus actifs et les produits de désassimilation plus abondants, le fonctionnement normal, intégral du système utéro-ovarien ne serait-il pas la condition d'une nutri-

tion régulière, d'une hématopoïèse plus parfaite ?
Ce sont là des hypothèses qui peuvent être rappro-
chées des travaux de Curatulo de Rome, sur les
modifications apportées aux échanges nutritifs par
l'ablation des ovaires.

Mais qu'il y ait dans le système utéro-ovarien
un simple trouble fonctionnel ou des lésions organiques (aplasies artérielles, métrite des vierges, etc.),
conditionnant les troubles de nutrition des chlorotiques, l'altération du sérum, et consécutivement
celle des hématies, les eaux de Saint-Nectaire présentent dans tous ces cas une indication de premier ordre. Leur action excitante se répercute
heureusement sur le système génital, et c'est cette
propriété qui leur a valu leur réputation dans le
traitement des affections gynécologiques. En même
temps, prises à l'intérieur, elles améliorent les
fonctions digestives, diminuent les sources des
auto-intoxications d'origine gastro-intestinale, et
sont susceptibles, par leur précieuse minéralisation,
de fournir au plasma sanguin les matériaux néces-
saires à la rénovation de ses hématies, et au sérum
ses propriétés normales, sans lesquelles les hématies ne peuvent accomplir leur évolution physiologique. Enfin la cure de Saint-Nectaire, comme
celle de la plupart des stations thermales, agit
d'une façon secondaire, mais non moins efficace sur
toutes ces chlorotiques, en supprimant un certain

nombre de causes occasionnelles de leur affection, en enlevant la malade à son milieu, à ses habitudes, à son régime de nourriture et de travail, pour la placer dans de meilleures conditions d'hygiène, de repos physique et de tranquillité morale.

Ainsi, sous l'influence de la cure, on voit la dysménorrhée s'amender ou disparaître, les règles s'établir sans être accompagnées de toute une escorte de symptômes plus ou moins pénibles.

Mais pendant que la menstruation reprend son cours régulier, les diverses fonctions de l'économie, si profondément troublées, se relèvent rapidement : la dyspepsie s'améliore, l'appétit renaît, les goûts bizarres disparaissent ; il se produit un remontement général si nécessaire à obtenir chez ces malades qui ne présentent d'ordinaire qu'une réaction insignifiante.

Ces modifications s'accompagnent d'un changement dans l'état du sang, révélé par la meilleure coloration du teint et confirmé par l'examen hématoscopique. Celui-ci démontre, d'une part, une augmentation constante du nombre des globules rouges et de la quantité d'oxyhémoglobine, et de l'autre, une augmentation de son activité de réduction[1]. L'action intime des eaux sur la nutrition se

---

1. Porges, *Progrès médical*, 1895.

traduit tout aussi nettement dans les modifications de l'urine. Les analyses que j'en ai faites, d'une manière suivie, chez une dizaine de malades, m'a toujours permis de constater avec une polyurie notable, une densité plus élevée, une augmentation de l'urée, des phosphates, des chlorures, et la disparition de l'albumine et de l'indican chez deux malades gravement atteintes. C'est surtout dans les cas de chlorose que nous avons vu les bains élever le taux de l'élimination phosphorique, presque toujours abaissé, et le ramener à des proportions normales, justifiant ainsi la valeur de la cure de Saint-Nectaire comme *régulatrice* de la nutrition.

L'*urohématine* peut subir sur le même sujet des variations notables pendant la durée de la cure. Quelquefois la coloration à peine marquée au début dénotait une proportion normale de ce chromogène, tandis qu'au bout de huit jours de traitement, la coloration rose par l'acide nitrique nitreux devenait plus intense pour disparaître souvent à la fin de la cure. Il importe de noter en terminant ce chapitre des anémies et des chloroses, que la durée de 25 jours adoptée pour les cures thermales en général est loin d'être suffisante, et pour que les malades qui ne se décident pas à la prolonger ne perdent pas le bénéfice de leur amélioration, ils devront continuer à domicile le régime diététique

et hygiénique en rapport avec leur état constitutionnel et celui de leurs organes digestifs, ainsi que
l'usage de quelques préparations martiales. L'efficacité de ces dernières sera d'autant plus sûre que
les eaux de Saint-Nectaire auront plus profondément relevé les fonctions de digestion et d'assimilation.

ALBUMINURIE

Les idées du professeur Gubler sur l'albuminurie hématogène, le conduisirent à employer les eaux
de Saint-Nectaire dans le traitement de cette affection.

« Les eaux *protogéïques* normales, dit-il, dont
« les principaux spécimens sont Karlsbad et Saint-
« Nectaire, à cause de leur nature saline, carbo-
« gazeuse et même martiale, possèdent, selon moi,
« une double action médicatrice. Non seulement
« elles réparent les pertes des sels neutres du
« sérum et activent l'hématose, mais encore, par
« le surcroît de richesses minérales qu'elles
« apportent, elles augmentent la capacité du
« sérum pour l'albumine, diminuent l'excès de
« cette substance protéïque et en arrêtent le
« départ par les différentes voies d'élimination.
« Mais pour en obtenir des effets durables et

« profonds, il faut prolonger la cure hydriatique,
« dont la durée ne doit pas être inférieure à quatre
« ou cinq semaines, et donner l'eau à dose réfrac-
« tée. Et c'est ici que Saint-Nectaire est supérieur
« à Karlsbad en ce sens que, renfermant une
« moindre proportion de sulfate de soude et se
« rapprochant davantage de la composition du
« sérum, il est plus facile d'en éviter les effets
« laxatifs et d'en obtenir l'absorption totale. »

Si nous avons cité un peu longuement les opi-
nions du savant professeur, c'est qu'elles ont servi
de point de départ et de guide aux applications
aussi fréquentes qu'efficaces, qu'on fait aujourd'hui
de la cure de Saint-Nectaire dans le traitement des
albuminuries, et particulièrement dans ces formes,
entrevues par le professeur Gubler, et qui semblent être moins l'effet d'une lésion profonde et
irréductible du rein, que l'expression soit d'un
trouble fonctionnel et passager de l'appareil de
filtration, soit d'une perturbation primordiale des
grandes fonctions organiques.

Les faits que nous avons observés ne sont pas
encore assez nombreux pour nous permettre de
tenter aujourd'hui la dissociation des différentes
formes d'albuminurie, d'après les résultats de la
cure, le plus ou moins de rapidité ou de durée de
son action, etc., et par là même de rectifier ou
de confirmer un diagnostic. En attendant qu'il

nous soit possible d'essayer ce travail plein d'inté-
rêt, nous pouvons dire, en face des résultats obtenus, que Saint-Nectaire doit occuper une des premières places dans le traitement de la plupart des
albuminuries fonctionnelles :

1° Albuminuries nerveuses des neurasthéniques,
avec décharges phosphatiques diurnes, des base-
dowiens, des diabétiques au début de la maladie.

2° Albuminuries par trouble des fonctions gastro-
hépatiques, chez les dilatés, les hypochlorhydriques
avec fermentations anormales, les insuffisances
fonctionnelles du foie (torpeur hépatique) ; chez les
obèses, par suite de surcharge alimentaire et de
combustion imparfaite des matières protéiques.

3° Albuminuries des anémies, de la chlorose
(chloro-brightisme du professeur Dieulafoy), des
intoxications chroniques (paludisme, saturnisme)
de la grossesse, lorsque l'albumine persiste après
l'accouchement.

4° Albuminuries intermittentes à variétés nombreuses quant à l'étiologie, et aux modalités cliniques, et décrites en Angleterre sous le nom d'albuminuries de l'adolescence (Moxon), ou intermittentes cycliques (Pavy). Elles se présentent en
général chez des jeunes gens de souche arthritique,
ainsi que l'a montré le professeur Teissier[1], et ne

1. MERLEY, *De l'albuminurie intermittente cyclique*,
Paris, Baillière, 1887.

seraient, pour Lecorché et Talomon, que des albuminuries *uricémiques*.

5° Albuminuries phosphaturiques récemment
décrites par le professeur Albert Robin [1] reconnais-
sant pour cause prédisposante l'arthritisme, et,
pour causes déterminantes le surmenage nerveux,
la suralimentation, l'absence d'exercice, les troubles
digestifs.

Nous ne pouvons passer sous silence les albuminuries dites *physiologiques*, bien étudiées en
France par Mercklen, Capitan, Lépine, Finot, et
en Angleterre par Johnson, Clément, Dukes, Pary,
Oliver, Grainger Stéwart. Elles se montrent
en général, après un exercice violent, course,
équitation, jeu de paume, etc. (*alb. hyperciné-
tique*), l'usage de certains comestibles, variant
avec les individus (*alb. alimentaire*), et peuvent
persister pendant de longues années, toute une
vie peut-être, sans troubles apparents de la santé.
Ce sont là cependant des sujets à surveiller, et
chez lesquels on doit s'attacher à faire disparaître
la tare albumineuse des urines, car cette idiosyn-
crasie pourrait bien n'être le plus souvent que la
traduction extérieure d'un *locus minoris resisten-
tiæ* du côté du rein, d'une néphrite *parcellaire* res-

1. A. Robin, Des albuminuries phosphaturiques. — Classi-
fication et traitement, *Bulletins de l'Académie de médecine,*
1893

tée latente ; à moins qu'il ne s'agisse encore d'un état particulier des albuminoïdes du sang qui leur permet de s'échapper à travers les reins, et dont le passage anormal semble capable de vicier la nutrition des épithéliums, et de produire à la longue, d'après le professeur Semmola, le complexus syndrômatique du mal de Bright.

Quant aux albuminuries brightiques proprement dites, adéquates à une lésion rénale définitivement constituée, la cure de Saint-Nectaire, pour n'avoir pas la même efficacité que dans les cas précédents, sera encore indiquée avec des chances d'amélioration :

1° Dans les albuminuries consécutives à une néphrite infectieuse (scarlatine, fièvre typhoïde) ou a *frigore* survivant longtemps à la cause qui les a engendrées, chez ces sujets en apparence bien portants, avec une dose moyenne ou faible mais persistante d'albumine ;

2° Dans certaines néphrites parenchymateuses, lorsque les urines sont au-dessous de la normale, l'albuminurie moyenne, les œdèmes localisés ou fugaces, et chez des malades dont la pâleur anémique, les troubles digestifs, l'abaissement de l'urée et du coefficient d'oxydation, traduisent un début de déchéance nutritive.

Sous l'influence de l'eau en boisson et en particulier de la source chaude du *Gros-Bouillon* donnée à dose réfractée, ainsi que le recommandait le professeur Gubler, les urines et l'urée augmentent, pendant que, d'un autre côté, on constate une diminution de l'albumine des 24 heures. Dans quelques cas, après la seconde ou la troisième saison, on est surpris de voir l'albuminurie disparaître complètement, et l'on se prend à espérer la guérison définitive des lésions rénales.

Ce qu'il y a de particulier à noter, c'est que la diurèse s'établit sans augmentation de la tension artérielle. D'un autre côté, l'action élective de l'eau sur la muqueuse digestive fait disparaître l'état saburral des premières voies, les hypersécrétions muqueuses, et par ses effets *eupeptiques* et *diurétiques*, elle diminue la production des toxines ou en favorise l'élimination, calme les phénomènes angiopathiques, palpitations, intermittences, dyspnée d'origine gastrique, et semble ramener la tension artérielle à son taux physiologique.

Il est évident que l'administration prudente de bains chauds et moyennement chlorurés, comme ceux de Saint-Nectaire, ne peut qu'être utile à la cure, par la stimulation qu'ils produisent du côté de la surface cutanée et de la circulation périphérique. Mais outre qu'ils ne sont pas indiqués dans tous les cas, leur emploi doit être soigneusement surveillé. Trop chauds, trop fréquents ou trop prolongés, ils peuvent, en exagérant les phénomènes d'excitation vasculo-cardiaque, augmenter passagèrement la quantité d'albumine et amener des hémorrhagies inquiétantes (épistaxis, hémoptysies), comme nous en avons observé des exemples chez des malades de la campagne prenant sur eux-mêmes le soin de leur traitement.

Des considérations précédentes découlent les contre-indications de la cure de Saint-Nectaire, telles que les a formulées le professeur A. Robin dans son *Traité de thérapeutique appliquée*[1].

« La cure de Saint-Nectaire est contre-indiquée « dans les cas suivants :

« A. — Il existe une lésion rénale manifeste et étendue, caractérisée par l'abondance de l'albumine, la présence dans l'urine de cylindres épithéliaux granulo-graisseux, de globules rouges du sang.; par des œdèmes s'accompagnant de poussées fébribles ou congestives, d'épistaxis.

B. — Les malades sont artério-scléreux, congestifs, irritables.

C. — Il existe de la suractivité hépatique, et les oxydations azotées sont au-dessus de la normale.

1. A. Robin, Traitement hydrominéral de l'albuminurie. *Traité de thérapeutique appliquée*, t. II, page 133.

D. — Il s'agit d'une néphrite scléreuse typique, avec polyurie, diminution de la densité, traces d'albumine, urohématine en excès, bruit de galop cardiaque, hypertrophie du cœur ou indurations artérielles. »

PHOSPHATURIE

L'indication résulte de ce fait quotidiennement observé, c'est que l'eau de Saint-Nectaire en boisson diminue l'acide phosphorique des urines et que, d'une manière générale, la cure ramène à la normale le rapport de ce corps à l'azote total.

Le diabète phosphatique présente un certain nombre de variétés encore incomplètement étudiées ; tantôt essentiel, tantôt secondaire (phosphaturie des dyspeptiques, des glycosuriques, des neurasthéniques, etc.), il s'accompagne ou non d'azoturie. Si les malades sont déprimés, sans réaction nerveuse, avec une certaine quantité d'urée et un coefficient d'oxydation au-dessous de la normale, la cure de Saint-Nectaire sera des plus efficaces, soit qu'on se borne à l'usage de l'eau en boisson, soit qu'on y joigne la balnéation, en se basant sur le plus ou moins d'intensité de la désassimilation azotée.

DIABÈTE

Saint-Nectaire n'est pas actuellement une station de diabétiques. Ces malades n'y viennent qu'accidentellement et pour y soigner des maladies intercurrentes, plus gênantes parfois que leur glycosurie. Cependant la plupart des auteurs qui se sont occupés de la cure hydrominérale du diabète, se basant beaucoup plus sans doute sur des analogies tirées de la composition des eaux que sur les observations cliniques publiées par les médecins, ont signalé la station de Saint-Nectaire comme particulièrement indiquée dans les cas où cette affection s'accompagne de troubles digestifs et d'atonie générale. Et l'indication sera d'autant plus précise, pourrions-nous ajouter, que ces troubles digestifs affecteront un caractère d'hypochlorhydrie plus accentué, et que l'atonie générale se traduira par une diminution de l'urée et des matériaux azotés.

D'ailleurs les eaux de Saint-Nectaire, prises en boisson, modérant le départ de l'acide phosphorique et de l'albumine, les diabètes qui présenteront une déminéralisation exagérée, surtout en phosphates, ou ceux dont la glycosurie du début s'accompagne d'une albuminurie fonctionnelle, pourront retirer de grands avantages de la cure de Saint-Nectaire.

Quant à son action spéciale sur la quantité de sucre éliminé dans les vingt-quatre heures, voici le résumé très succinct des cinq cas de diabète qu'il m'a été donné d'observer au cours des deux dernières saisons thermales :

Obs. 1re. — Diabète d'origine traumatique chez un homme de 60 ans, à la suite d'une chute grave sur la tête, avec fracture d'un avant-bras. Le malade était surtout venu pour soigner les douleurs consécutives à sa fracture. La constatation de la glycoserie remontait à huit mois ; légère d'ailleurs, 6 grammes par vingt-quatre heures et sans polyurie. L'état général est satisfaisant. Le malade, sans suivre d'autre régime particulier que l'abstention d'aliments sucrés, est soumis aux douches chaudes quotidiennes et à l'usage (5 à 600 grammes) de la source froide lithinée de Sainte-Marie. Huit jours après le début du traitement, l'analyse d'urine donne, pour les 24 heures, le résultat suivant :

Quantité	Densité	Sucre	Urée
1850 gr.	1020	3 gr. 60	27 gr.

Au bout de vingt jours une nouvelle analyse donne :

Quantité	Densité	Sucre	Urée
2200	1018	0 gr. 75	30 gr. 50

A la fin de la cure, qui a duré 34 jours, le sucre avait disparu des urines.

Obs. 2. — M. X..., 50 ans, arthritique, a habité longtemps les pays chauds, où il a contracté les fièvres
intermittentes. Son diabète, postérieur à cet accident,
remonte à six ou sept ans, et le malade, qui est docteur
en médecine, en attribue la cause au paludisme. Les
gencives sont légèrement altérées ; mais l'appétit est
bon, plutôt exagéré, et les fonctions digestives s'accom-
plissent bien. Le foie et la rate sont hypertrophiés, le
système nerveux un peu déprimé et disparition du
réflexe rotulien. Il n'y a jamais eu de polyurie ; mais
les urines, qui ne s'élèvent guère au delà de 1.800 à
2.000 grammes par vingt-quatre heures, contiennent de
60 à 70 gr. de sucre. L'analyse révèle en même temps
de l'hypoazoturie. Envoyé successivement à Vichy, à
la Bourboule, le malade n'a jamais constaté, au cours
de ces diverses cures, une diminution aussi considérable
de sucre qu'à Saint-Nectaire, ni surtout un remontement aussi sensible de son état général. Le malade, qui
ne s'astreint d'ailleurs à aucun régime, pas même à la
privation du sucre, arrive néanmoins, après 15 à
20 jours de traitement, à voir le chiffre du glucose
descendre à 30 ou 35 gr. par 24 heures. En même
temps, l'urée remonte à son taux normal.

Nous devons ajouter que le bénéfice de la cure, au
point de vue de la diminution du sucre, ne se maintient
pas longtemps et disparaît même sous l'influence de
fatigues auxquelles le malade peut être exposé.

Obs. 3. — Diabète datant de trois ans chez un homme
de 38 ans, de souche arthritique, obèse, gros buveur, et

venu à Saint-Neclaire pour une arthrite urique du
genou gauche. Une première analyse d'urines, pratiquée
avant tout traitement, donna :

Quantité	Densité	Sucre	Urée
2050	1027	7 gr.	28 gr. 60

Le traitement consistait en bains à 36° et douches
locales dans la baignoire, après le bain, sur le genou
malade. Comme boisson, 600 grammes d'eau chaude de
Saint-Césaire à prendre en quatre fois dans la journée.
Après huit jours de traitement, un nouvel examen donnera :

Quantité	Densité	Sucre	Urée
2200	1028	11 gr. 25	33 gr.

Ce résultat était dû sans doute aux bains chauds et
un peu trop prolongés, et leur action excitante et oxy-
dante paraissait avoir augmenté le sucre en même
temps que l'urée, comme dans d'autres circonstances
elle peut augmenter l'albumine d'une manière passa-
gère. Pendant les quinze jours suivants, le malade sus-
pendit les bains, continua les douches chaudes contre
l'arthrite du genou, et avec l'eau de Saint-Césaire,
comme ci-dessus, fit usage à table de l'eau lithinée de
Sainte Marie. À la fin de la saison, d'une durée de quinze
jours, on a le résultat suivant :

Quantité	Densité	Sucre	Urée
2400	1022	2 gr. 35	25 gr.

Le gonflement du genou avait disparu et la marche
était devenue facile.

Obs. 4. — Mme G..., âgée de 63 ans, fait, depuis quelques années, une cure à Vichy pour un diabète gras, donnant 100 à 120 gr. de sucre pour une quantité d'urine oscillant entre 3 et 4 litres. Voulant profiter d'un séjour fortuit qu'elle faisait à Saint-Nectaire, elle nous demanda si elle pourrait suivre un traitement.

Après un examen d'urines révélant :

Quantité	Densité	Sucre	Urée	Pho⁵
3000	1033	112	26 gr. 70	2 gr. 30

la malade fut soumise aux douches générales tièdes, en pluie et en jet, d'une durée de 5 minutes, et prit en boisson deux demi-verres de la source du *Gros-Bouillon*, le matin, et trois demi-verres de la source arsénicale des *Dames*, l'après-midi. Aux repas, eau de Sainte-Marie.

Le 5 septembre, avant le départ, nouvelle analyse :

Quantité	Densité	Sucre	Urée	Pho⁵
2250	1030	72 gr.	31 gr.	2 gr. 70

État général satisfaisant et fonctions digestives améliorées.

Obs. 5. — Mme V..., 57 ans, envoyée à Saint-Nectaire pour des névralgies de l'épaule et du bras droit, prend chaque jour un bain et une douche chaude sans avoir vu de médecin consultant. Au bout de huit à dix jours, la malade ressentant des malaises, avec perte d'appétit, soif plus vive, exacerbation de ses douleurs, nous prie de lui donner un conseil. Bien que disposé à mettre sur le compte de l'excitation thermale la plupart des phénomènes éprouvés par Mme V..., nous pratiquons, con-

formément à notre habitude, un examen d'urines qui
décèle, à notre stupéfaction et à celle de la malade,
35 grammes de sucre par litre.

Un régime diététique en rapport avec cet état, l'eau
des Dames en boisson, matin et soir avant les repas, et
à ceux-ci de l'eau de Sainte-Marie, la suppression des
bains amènent, au bout de 15 jours, une notable
diminution de sucre (16 gr. par litre seulement). Mais
l'observation a été incomplète au point de vue de la
quantité totale des urines par 24 heures et de la quantité d'urée.

Il n'est pas possible de tirer une conclusion d'un
si petit nombre de faits. Mais les résultats nous
ont engagé à attirer l'attention du public médical
sur une station où les diabétiques, tout en y soi-
gnant des maladies intercurrentes, telles que le
rhumatisme ou certaines complications de leur diabète, comme la dyspepsie ou l'albuminurie, peuvent
en même temps obtenir, par un traitement bien
dirigé, une notable diminution dans la quantité
de sucre quotidiennement éliminée par les urines.

GOUTTE

Bien que ses eaux ne diffèrent de celles de Royat
que par une minéralisation plus riche et une température plus élevée dans la gamme de ses sources

chaudes, Saint-Nectaire n'a pas, comme sa voisine, une clientèle de goutteux. Cependant cette station, qui reçoit un certain nombre d'albuminuriques uricémiques, pourrait être également indiquée dans les formes avancées de la goutte, compliquées ou non d'albuminurie. Moins activement thérapeutiques peut-être, au point de vue de la diathèse, et moins *altérantes* que les bicarbonatées sodiques fortes de Vichy, ces eaux deviendraient dans ces cas des agents fort utiles par leur action sur le foie, les reins, les articulations, au double titre de reconstituantes et de résolutives. On les prescrira surtout si le malade présente des symptômes d'anémie, de dyspepsie à forme catarrhale, et un commencement de déchéance organique.

AFFECTIONS RHUMATISMALES

Si les eaux de Saint-Nectaire s'appliquent avec le plus grand succès aux affections de cette nature, il semble que leur efficacité résulte moins de leur température et de leur mode d'administration que d'une action plus intime et en quelque sorte anti-diathésique. Ce sont, en effet, les anciens bains de la piscine Mandon, dont la température ne dépasse pas 35°, qui ont établi la réputation de Saint-Nectaire dans le traitement du rhumatisme, et rièn ne démontre, comme le dit le Dr Vernière, que le chiffre des succès qu'on obtenait alors, fut de beaucoup inférieur à celui qu'on obtient en ce moment, avec les sources les plus chaudes du nouvel établissement, et des procédés balnéothérapiques plus perfectionnés.

La station de Saint-Nectaire réclame donc les différentes formes du rhumatisme constitutionnel chez les enfants et les adultes, surtout lorsque ces formes se présentent chez des sujets atteints de quelques-uns des attributs du tempérament lymphatique.

a) Dans la *polyarthrite rhumatismale*, lorsque la période d'acuité est terminée, ces eaux seront prescrites, autant pour modifier la constitution du sujet et prévenir des attaques ultérieures, que pour combattre l'anémie et les troubles digestifs concomitants. D'autre part, sous l'influence d'un traitement approprié, on obtient rapidement la disparition des engorgements périarticulaires et la souplesse des mouvements.

Parmi les nombreuses variétés de rhumatisme chronique, toutes celles qui s'accompagnent d'anémie, de dyspepsie, de troubles généraux de la nutrition, seront justiciables de Saint-Nectaire. Il faut signaler au premier rang :

b) Le *Rhumatisme goutteux*, fréquent chez la

femme, avec infiltrations périarticulaires, nodosités dans l'épaisseur des tissus, circulation veineuse développée, douleurs tensives, spontanées ou provoquées par la pression, troubles trophiques, etc. Nous avons observé une femme de cinquante ans, prise aux deux genoux de cette forme de rhumatisme, avec des douleurs atroces qui rendaient, depuis six mois, tout mouvement impossible. Une saison faite au printemps, à Amélie-les-Bains, n'avait donné aucun résultat. A la fin de sa première cure à Saint-Nectaire la malade pouvait se rendre au bain, seule, avec l'aide d'une canne, alors qu'à son arrivée on était obligé de l'y transporter. De pareils faits ne sont pas rares, et si les malades n'en sont pas encore arrivés à un degré trop avancé de lésions articulaires et de déchéance nutritive, sous l'influence du traitement combiné avec le massage et les mouvements graduellement obtenus, on peut sensiblement fortifier les muscles atrophiés, et par ceux-ci redonner aux jointures des mouvements amoindris ou même supprimés depuis un certain temps.

c) L'*arthrite urique* bien étudiée par Mollière, de Lyon, a des affinités héréditaires avec la forme précédente. Siégeant le plus souvent au genou, tantôt sèche et tantôt accompagnée dans les culs-de-sac synoviaux, elle se développe plus souvent chez des arthritiques à hérédité goutteuse. Prise à ses débuts, elle cède généralement à la cure de Saint-Nectaire, alors que ni les révulsifs, ni l'immobilité prolongée ne sont susceptibles d'amener des résultats favorables.

d) Quant aux manifestations du *rhumatisme abarticulaire*, on serait en droit de supposer que les dermatoses d'origine rhumatismale, érythèmes pseudo-exanthématiques, eczéma sec, psoriasis discret, acné rosée, etc., pourraient être améliorés à Saint-Nectaire comme ils le sont à Royat. Le Dr Dumas-Aubergier mentionne des faits à l'appui, et j'ai moi-même constaté la disparition d'une poussée d'eczéma aux doigts et au front chez un arthritique qui faisait une cure pour des troubles digestifs. Quoi qu'il en soit, la clinique thermale de Saint-Nectaire est très pauvre en affections de ce genre et ne permet pas de se prononcer.

e) Il n'en est pas de même d'une autre classe de manifestations rhumatismales, je veux parler du *rhumatisme vague*, mobile, siégeant le plus souvent sur les muscles ou les tissus fibreux, le trajet des nerfs, avec douleurs s'exaspérant au moindre changement de temps, au point de faire de ces malades de véritables baromètres.

f) C'est en la rapprochant de ces cas qu'il faut signaler la *névralgie sciatique*, si fréquente parmi les gens de la campagne, exposés à l'action de l'humidité froide, soit au dehors, soit trop fréquemment dans leur propre habitation. Née sous cette influence, c'est-à-dire de nature essentiellement rhumatoïdale, la névralgie sciatique est une des affections qui guérissent le mieux à Saint-Nectaire, par l'usage de bains tempérés et de quelques douches chaudes, lorsque les douleurs ne sont pas trop fortement réveillées par le traitement. Dans ce cas, on peut être amené à recourir aux douches de gaz carbonique dont l'action anesthésique est tout indiquée.

Mais lorsque les névralgies en général et la *sciatique* en particulier, ne paraissent pas avoir l'origine dont il vient d'être question, et que, d'un autre côté, elles ne sont pas sous la dépendance d'une affection protopathique ressortissant à Saint-Nectaire, elles pourront facilement s'aggraver sous l'influence d'un traitement balnéaire qui passe pour excitant, et de ce fait devront être écartées de la station.

MALADIES DU CŒUR

On constate assez fréquemment, chez les malades qui viennent soigner à Saint-Nectaire les suites d'un rhumatisme articulaire, des traces d'endocardite ou de péricardite. Quelle peut être, sur ces

4

lésions, l'action de la cure ? Voici comment s'exprimait, à ce sujet, le Dr Vernière[1] :

« Dans les premiers temps de ma pratique, dit-
« il, ce n'était pas sans inquiétude que je voyais
« des rhumatisants, atteints de désordres graves
« de la circulation, s'administrer des bains qui ne
« passent pas sans raison pour être excitants, et
« les prendre à une température qui me paraissait
« incompatible avec leur état. Plus tard ce n'était
« pas sans surprise que je les trouvais moins
« oppressés et offrant des battements de cœur
« plus réguliers et diminués de fréquence. J'obser-
« vai ces faits avec un soin tout particulier, dans
« l'intention de savoir si ce résultat était constant.
« Mon expérience ne fut pas trompée : tous les
« malades dont l'affection de cœur avait une ori-
« gine rhumatismale éprouvèrent de l'amende-
« ment. »

On peut facilement admettre que les lésions de
l'endocarde et des valvules, si elles ne sont pas
trop anciennes, puissent subir un travail de résolution comme les lésions des tissus articulaires
dans le rhumatisme. Nous avons nettement
observé un cas de péricardite rhumatismale, datant
de plus d'une année, avec des frottements intenses
et très étendus, s'améliorer au cours d'une cure

1. Vernière, *Loco citato.*

thermale, et les frottements disparaître d'une façon presque complète. Ce n'est pas tout. L'action des bains sur le système circulatoire périphérique qu'il excite, a une heureuse répercussion sur le muscle cardiaque lui-même dont il facilite ainsi le travail mécanique. Les affections du cœur, de nature rhumatismale, ne sont donc pas une contre-indication à la cure de Saint-Nectaire. Elles peuvent même s'y modifier heureusement, à la condition que le sujet ne soit ni pléthorique ni nerveux à l'excès, que l'état des artères soit bon (éloigner les vieillards et les athéromateux), et qu'enfin le défaut de compensation ne soit pas assez avancé pour faire craindre, sur certains organes essentiels à la vie, des complications immédiates.

MALADIES DE L'ESTOMAC

Ce qu'on voit le plus souvent à Saint-Nectaire, dans cette catégorie d'affections, ce sont des dyspepsies d'ordre secondaire, et toutes les variétés de troubles digestifs liés à la chlorose, au mal de Bright, au rhumatisme, aux affections cardiaques et hépatiques ou utéro-ovariennes. L'indication sera d'autant plus formelle, et le succès plus certain, que ces troubles auront un caractère d'hypo-

chlorhydrie plus nettement accentué. Cela résulte
autant de l'observation clinique que des recherches
du Dr Arthus communiquées à l'Académie de
médecine en 1894 et établissant, en effet, que
l'eau de Saint-Nectaire, prise une demi-heure
avant le repas, augmente la production de l'acide
chlorhydrique.

Mais parmi les maladies de l'estomac nous n'en
retiendrons qu'une seule, comme ressortissant spé-
cialement à Saint-Nectaire, c'est l'affection désignée
sous le nom de *catarrhe gastrique*. On peut dire
qu'elle est, en général, la dyspepsie des gros bu-
veurs, de ceux qui surchargent leur estomac d'une
nourriture trop abondante ou trop épicée; c'est
ainsi qu'elle est fréquente chez les Anglais et les
Allemands qui vont la soigner à Carlsbad. Au
point de vue des sécrétions de la muqueuse gastrique, il y a diminution de HCl et production
considérable de mucus à réaction neutre ou faible-
ment alcaline, et que le malade expulse souvent
chaque matin (dyspepsie pituiteuse). Les symptômes les plus fréquents, variables suivant le degré
et l'ancienneté de la maladie, sont : pesanteurs,
régurgitations, pyrosis, somnolence après les
repas, fermentations vicieuses, alternatives de
constipation et de diarrhée. La langue est toujours
saburrale et largement étalée, l'estomac plus ou
moins dilaté, etc.

Les eaux chaudes de Saint-Nectaire (la source Saint-Césaire particulièrement) semblent très appropriées au catarrhe gastrique, et nous avons déjà signalé leurs remarquables effets chez les brightiques, dont l'affection se complique souvent de cet état saburral du tube digestif. Au bout de quelques jours la langue se dépouille, l'appétit renaît, les sucs digestifs recouvrent leur activité, les hypersécrétions séro-muqueuses et mucineuses se tarissent progressivement. L'addition de quelques grammes de sulfate de soude au premier verre d'eau du matin, pendant les huit premiers jours, et quatre ou cinq lavages d'estomac, peuvent être indiqués, et aider singulièrement à l'efficacité de la cure.

MALADIES DE L'INTESTIN

L'emploi des eaux de Saint-Nectaire, dans le traitement des affections gastro-intestinales, remonte à une date fort ancienne, si on en juge par un manuscrit du Dr Douniol de Besse vers l'an 1750. A cette époque, la quantité d'eau prescrite s'élevait facilement à deux ou trois *pintes parisiennes* et plus par jour, ce qui explique, à cette dose élevée, l'action purgative signalée par l'auteur de ce document.

« Nous avons vu, dit-il, des dysenteries épidé-
« miques, des diarrhées acres et bilieuses, résister
« à tous les remèdes ordinaires et ne se rendre
« qu'à ces eaux prises de la manière accoutumée.
« C'est donc un excellent purgatif dans toutes les
« maladies bilieuses, dans la jaunisse et pâles cou-
« leurs, etc., dans l'embarras des premières voies,
« les digestions mal faites, et surtout dans les
« coliques venteuses causées par des matières glai-
« reuses, aigres, ou par une bile exaltée. Elles
« sont très propres pour fortifier un estomac débi-
« lité et pour ainsi dire *blasé par des excès dans le*
« *boire et le manger*, etc... » Citer tout le passage
serait faire, en vérité, l'énumération à peu près
complète des maladies traitées à Karlsbad. Actuellement, on soigne surtout à Saint-Nectaire :

1° Certaines dyspepsies intestinales de même
ordre que le catarrhe gastrique, peu douloureuses,
et caractérisées par l'abondance des gaz de fermen-
tation, des borborygmes, des selles fétides, plus
ou moins liquides, et pouvant devenir à la longue
graisseuses et lientériques.

2° Diarrhées des enfants s'accompagnant d'engorgement des ganglions mésentériques, d'hypertrophie du foie ou de la rate, ainsi que nous l'avons
dit au sujet des maladies de l'enfance.

3° Diarrhées coloniales et dysenteries chroniques, chez des sujets lymphathiques, anémiés,

lorsque, aux selles sanguines et au ténesme, ont succédé des selles bilieuses ou graisseuses. A dose réfractée, et avec des quantités variant de 50 à 150 grammes par jour, on obtient des améliorations rapides, lorsque, d'autre part, le sujet seconde l'action de la cure hydrominérale par l'observation sévère d'un régime diététique approprié.

MALADIES DU FOIE ET DE LA RATE

On observe, à Saint-Nectaire, quelques cas de congestion hépatique, chez des malades atteints de troubles digestifs dont la cause remonte souvent à des habitudes alcooliques. Le traitement, en améliorant le catarrhe de l'estomac, agit également bien sur l'état du foie, à la condition de faciliter, dès le début, les évacuations alvines. Et c'est dans ces cas, que les *cures associées* de Châtelguyon et de Saint-Nectaire sont appelées à donner le maximum de leurs effets, comme nous en observons, depuis deux ans, un cas fort intéressant. Il s'agit d'un malade qui a rapporté, d'un séjour prolongé dans les colonies, une intoxication palustre avec engorgement de la rate et du foie, teinte subictérique, troubles digestifs, alternatives de diarrhée

et de constipation. Le malade débute par une cure
à Châtelguyon, de dix à douze jours, et vient
ensuite passer quinze jours à Saint-Nectaire-le-Bas.
Les fonctions digestives et l'état général se sont
rapidement améliorés.

MALADIES DES FEMMES

Les affections gynécologiques et les différentes
formes du rhumatisme formaient autrefois la plus
grande partie de la clientèle de Saint-Nectaire. Et
c'est encore, de toutes les stations thermales de
l'Auvergne, celle dont la réputation est le mieux
établie, dans le traitement de ces sortes d'affections.
Mais cette renommée, qui faisait de quelques-unes
de ses sources, des rivales de la célèbre *Buben-
quelle* d'Ems, a pu parfois lui nuire, en faisant
accourir indistinctement à ses thermes, des con-
trées environnantes, toute femme qui était ou se
croyait atteinte de métrite ou de stérilité. Dans
ces conditions, à côté de résultats indiscutables et
assez frappants pour entretenir cette clientèle, il y
eut de nombreux échecs, voire des accidents, lesquels, en réalité, doivent faire douter, non de la
valeur thérapeutique des eaux, mais de l'opportu-
nité des indications.

Aussi bien, est-il important de préciser, dans la mesure du possible, les conditions générales que la curé de Saint-Nectaire, pour donner son maximum d'effet, réclame des malades qui viennent y soigner des affections utérines ou annexielles. Ces conditions peuvent être résumées de la façon suivante :

1° Tempérament lymphatique à faible réaction nerveuse, avec cet état de langueur, d'anémie ou de dyspepsie familier aux femmes atteintes de métrites ;

2° Neurasthénie à tendance dépressive et atonique chez des malades non éréthiques, coïncidant souvent avec des *ptoses* viscérales, particulièrement du côté des organes du petit bassin, et dont notre maître et ami, le Dr Doléris, a si bien montré l'importance pathogénique dans un certain nombre d'affections génitales;

3° Dans tous les cas, inflammation arrivée à la période de torpidité, c'est-à-dire assez éloignée de la période aiguë pour que les germes infectieux, sous l'influence de l'excitation thermale, ne puissent exposer le malade à perdre le bénéfice de sa cure par une réinfection de l'appareil utéro-ovarien, et des complications pelviennes toujours graves.

Sous la réserve de ces indications, les eaux de Saint-Nectaire seront prescrites :

1° Dans les aménorrhées et dysménorrhées

résultant d'un état de faiblesse générale ou d'inertie fonctionnelle de l'organe, comme c'est le cas chez les jeunes filles chloro-anémiques, les femmes épuisées par le travail, l'allaitement, etc.

2° Dans les leucorrhées d'origine constitutionnelle, ou tout au moins influencées par la diathèse lymphatique, alors que la cause déterminante a pu être une inflammation de la muqueuse vaginale.

3° Dans les endométrites à forme torpide, avec col mou, œdématié, très perméable, écoulement abondant de muco-pus, pourvu qu'il n'y ait ni tendance aux hémorrhagies actives, ni lésions péri-utérines douloureuses.

4° Dans les régressions incomplètes de l'utérus, si fréquentes à la campagne, où les femmes se lèvent dès le deuxième ou le troisième jour après l'accouchement; dans les suites de curettage, pour ramener l'organe à son volume primitif.

5° Dans les déplacements de l'utérus, qu'ils soient sous la dépendance de cet état général d'atonie, dont nous venons de parler, ou qu'ils résultent de brides inflammatoires et d'adhérences périutérines.

6° Le docteur Vernière les recommande dans les formes *parenchymateuses* de la métrite et dans les fibromes, qui ne sont que des points d'hypertrophie parenchymateuse localisés. Nous n'avons aucune expérience à cet égard.

Dans toutes ces affections, le traitement balnéaire de Saint-Nectaire donne des résultats presque toujours satisfaisants. Par son action en quelque sorte élective sur le système utéro-ovarien, il en active la circulation ralentie, excite la contractilité des fibres musculaires lisses, si nécessaire au bon fonctionnement de ces organes, et facilite ainsi la résorption des produits plastiques que l'inflammation a déposés au milieu des tissus. En même temps les sécrétions muco-purulentes se modifient et se tarissent peu à peu, et les ulcérations du col se détergent et se cicatrisent.

On ne peut s'empêcher d'attribuer en partie ces modifications, plus ou moins rapides, aux douches locales qui forment un accessoire important du traitement des affections gynécologiques à Saint-Nectaire-le-Bas.

Tantôt les malades prennent cette douche pendant le bain, à l'aide d'un spéculum grillagé et d'une canule vaginale adaptée à un tube de caoutchouc qui amène l'eau minérale. Mais la caractéristique de ces injections, ainsi que nous le disions au début de ce travail, c'est que l'eau qui les alimente, est captée à l'œil même de la source, et contient une grande quantité d'acide carbonique. En même temps, la percussion de la douche est très affaiblie par le liquide qui baigne la cavité vaginale à travers le spéculum, et c'est cette douche que le

Dr Coutaret appelait *douche ondulée* par opposition
à la suivante :

Celle-ci se prend en dehors du bain, la malade
étant placée dans la position obstétricale, ou simplement assise sur un bidet possédant un robinet
d'arrivée auquel s'adapte la canule vaginale, et un
second robinet de vidange. Ici la percussion est
plus forte, et, dans certains cas, la douche doit
être très courte et surveillée, car elle peut produire
quelques douleurs. Parfois la quantité d'acide carbonique est tellement abondante que l'écoulement
de l'eau devient intermittent, et alterne pendant
quelques secondes avec une véritable douche d'acide
carbonique pur. On obtient ou on supprime cette
disposition, en fermant ou en ouvrant à volonté des
robinets latéraux de dégagement.

Nous n'avons pas à discuter, dans ce travail, la
valeur de l'acide carbonique appliqué aux affections
gynécologiques, nous dirons seulement que le D^r
Thibaud, qui s'est occupé de cette question en ce
qui concerne les eaux de Saint-Nectaire, a fait
des expériences comparatives et les résultats ont
toujours été en faveur des eaux les plus riches en
gaz carbonique.

« L'injection non gazeuze, dit-il, est moins
« facilement supportée par les malades, et les
« lésions fonctionnelles ou matérielles, moins
« rapidement modifiées. »

Les contre-indications découlent nettement des considérations générales énoncées ci-dessus.

On n'enverra pas à Saint-Nectaire :

Les utérus douloureux, excitables, avec tendance aux métrorrhagies ;

Les dysménorrhées mécaniques, les métrites des herpétiques, les salpingites et les adéno-lymphites récentes et encore douloureuses, etc.

Signalons en terminant une contre-indication formelle, non pas d'un traitement hydrothérapique qu'on peut suivre à Saint-Nectaire dans d'excellentes conditions, mais d'un traitement thermo-minéral et balnéaire, c'est l'état gravide de l'utérus. La congestion presque fatale de cet organe, sous l'influence des bains, pourrait amener une hémorrhagie funeste au fœtus, et chez la femme des troubles variables et qui ne laissent pas d'être souvent inquiétants.

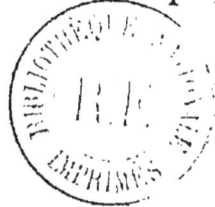

TABLE DES MATIÈRES

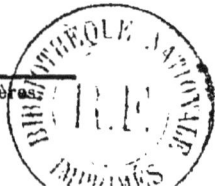

Mâcon, imp. Protat frères.

.

www.ingramcontent.com/pod-product-compliance
Lightning Source LLC
Chambersburg PA
CBHW070814210326
41520CB00011B/1945